Veröffentlichungen

aus dem Gebiete des

Militär-Sanitätswesens.

Herausgegeben

von der

Medizinal-Abteilung

des

Königlich Preussischen Kriegsministeriums.

Heft 58.
Über Schiessbrillen.

Berichte,

erstattet am 26. Juli 1913

in der Sitzung des

Wissenschaftlichen Senats bei der Kaiser Wilhelms-Akademie für das militärärztliche Bildungswesen

von

Prof. Dr. **E. Krückmann**, und Prof. Dr. med. et phil. h. c. v. **Kern**
Direktor   Obergeneralarzt
der Kgl. Universitäts-Augenklinik Berlin,   und Inspekteur der 2. Sanitätsinspektion.

Mit 11 Textfiguren.

Springer-Verlag Berlin Heidelberg GmbH 1914

Über

Schiessbrillen.

Berichte,

erstattet am 26. Juli 1913

in der Sitzung des

Wissenschaftlichen Senats bei der Kaiser Wilhelms-Akademie
für das militärärztliche Bildungswesen

von

Prof. Dr. **E. Krückmann,** und Prof. Dr. med. et phil. h. c. **v. Kern,**
Direktor Obergeneralarzt
der Kgl. Universitäts-Augenklinik Berlin, und Inspekteur der 2. Sanitätsinspektion.

Mit 11 Textfiguren.

Springer-Verlag Berlin Heidelberg GmbH 1914

ISBN 978-3-662-34188-9   ISBN 978-3-662-34458-3 (eBook)
DOI 10.1007/978-3-662-34458-3

Alle Rechte vorbehalten.

Inhaltsverzeichnis.

	Seite
I. Denkschrift für die Sitzung des Wissenschaftlichen Senats bei der Kaiser Wilhelms-Akademie am 26. Juli 1913	1
II. Referat des Prof. Dr. E. Krückmann, Direktor der Kgl. Universitäts-Augenklinik Berlin	3
III. Korreferat des Obergeneralarztes Prof. Dr. med. et phil. h. c. v. Kern, Inspekteur der 2. Sanitätsinspektion	20

I. Denkschrift für die Sitzung des Wissenschaftlichen Senats bei der Kaiser Wilhelms-Akademie am 26. Juli 1913.

Ist es angezeigt, die bisherigen Schießbrillen durch solche neuer Art zu ersetzen?

Wenn auch erfahrungsgemäß beim kriegsmäßigen Schießen die Nichtbenutzung von Brillen durch einzelne Leute von geringerer Sehleistung auf die Feuerwirkung der Truppe ohne nennenswerten Einfluß ist und somit der Gebrauch von Schießbrillen im Felde selbst eine mehr untergeordnete Rolle spielt, so beansprucht er doch eine erhebliche Bedeutung für die Ausbildung der Mannschaften im Schulschießen.

In einer großen Reihe von Fällen erleichtert, ja ermöglicht erst die Benutzung einer Schießbrille die Ausbildung in diesem wichtigen Dienstzweige.

Dienstbrauchbaren Mannschaften mit Brechungsfehlern der Augen können daher im dienstlichen Interesse Schießbrillen auf Kosten des Militärmedizinalfonds gem. F. S. O. § 17, Ziff. 5 verabfolgt werden.

In welchem Umfange diese Bestimmung angewendet wird, erhellt daraus, daß z. B. beim Gardekorps im vergangenen Rechnungsjahr 428 Schießbrillen angefordert worden sind.

Eine einheitliche Probe für Schießbrillen ist bisher seitens der Heeresverwaltung nicht vorgeschrieben worden; eingebürgert hat sich indessen im Heere das Muster einer Brille mit ovalen, um die wagerechte Achse verstellbaren Gläsern.

Es hat sich jedoch gezeigt, daß dieses Muster nicht allen an eine Schießbrille zu stellenden Forderungen entspricht.

Bei der Bedeutung der Frage ist es daher der Heeresverwaltung erwünscht, die Ansicht des Wissenschaftlichen Senats bei der Kaiser Wilhelms-Akademie darüber zu erfahren,

1. ob es bei dem heutigen Stande der Wissenschaft und Technik empfehlenswert ist, ein einheitliches Muster für Schießbrillen einzuführen,
2. welche Vorschläge für das Gestell bezüglich Form, Stoff, Bau usw. zu machen wären,
3. welche Form den Gläsern zu geben wäre, ovale oder runde,
4. ob bikonkave oder bikonvexe Gläser genügen, oder ob
    a) gebogene Gläser (Menisken) oder
    b) punktuell abbildende Gläser (Punktalgläser) vorzuschreiben sind,
5. welche Gesichtspunkte bei der Verordnung von Schießbrillen besonders zu beachten wären,
6. ob es notwendig erscheint, das dauernde Tragen der Schießbrillen zu empfehlen, oder ob es genügt, ihre Benutzung nur auf den Schießdienst — wie bisher — zu beschränken?

Referent:
Prof. Dr. Krückmann.

Korreferent:
Obergeneralarzt Prof. Dr. v. Kern.

II. Referat des Prof. Dr. E. Krückmann, Direktor der Kgl. Universitäts-Augenklinik Berlin.

Bei der Beurteilung der Schießbrillen hat man zunächst zu unterscheiden zwischen solchen, die für emmetrope, und solchen, die für ametrope Personen bestimmt sind. Die letzteren sind wichtiger, aber auch weitaus komplizierter, denn bei den Emmetropen kann es sich nur um Brillen handeln, die eine störende Blendung abschwächen, bezw. beseitigen sollen, um durch Wegschaffung dieses Hindernisses das Unterscheidungsvermögen für entfernte kleine Objekte zu fördern.

Bei diesen Blendungsstörungen kann es sich um zweierlei handeln, entweder um eine zu starke Lichtintensität, d. h. um die Wirkung der sichtbaren Strahlen, oder um Blendung durch violette und ultraviolette, unsichtbare chemische Strahlen.

In vielen Fällen läßt sich nicht sicher entscheiden, ob eine Schädigung des Auges durch eine übergroße Intensität oder durch die Wellenlänge der Strahlen bewirkt wurde. Dieser Unsicherheit entspricht auch die Verschiedenartigkeit der Schutzmittel.

Es sind zu diesem Zwecke Brillen angefertigt worden, bei denen ein großer Teil der Randpartien des Glases abgedeckt oder mattiert wurde, so daß für das Hindurchsehen nur eine kleine Öffnung freibleibt. Beispielsweise gibt es matte Gläser, deren Mitte blank und durchsichtig geschliffen ist. Ferner zeigt ein englisches Modell vor dem rechten Auge eine mit einer Irisblende versehene Scheibe. Derartige Instrumente dürften ernstlich nur beim Scheibenschießen in Frage kommen. Aber schon für einfache Jagdzwecke können sie kaum mehr brauchbar sein. Noch viel weniger werden sie sich für das militärische Schießen eignen und zwar deswegen nicht, weil sie das Aufsuchen des Zieles im Gelände ungemein erschweren. Etwas anderes ist es mit der Verwendung von gefärbten Gläsern. Daß gelbe Gläser einen gewissen Vorteil gegen die Blendung bieten, ist von Jägern empirisch gefunden worden. Derartige Gläser sollen die

Kontrastwirkung der Farben heben. Eine befriedigende physikalische und physiologische Begründung ist hierfür nicht zu geben, und zwar deswegen nicht, weil bis jetzt exakte quantitative Messungen über den Kontrast bei den verschiedenen Beleuchtungsintensitäten und Adaptationszuständen des Auges ausstehen. Weiter erklärt der Augenarzt Haitz die günstige Wirkung der gelben Gläser in der Weise, daß blaue Schatten, die in der Natur bei hellem Wetter verhältnismäßig viel vorkommen, durch die Betrachtung mit gelben Gläsern dunkler erscheinen, was in vielen Fällen ein deutlicheres Hervortreten von Einzelheiten zur Folge haben soll. Vielleicht dürften diese gelben Gläser gewisse, aber jetzt noch unbekannte Vorteile aufweisen, wenn man Feinden gegenübersteht, die mit Khaki bekleidet sind.

Eine andere hierher gehörige Deutung, wonach bei „monochromatischem" Licht ein schärferes Sichtbarwerden der Gewehrkimme erreicht werden könnte, muß wohl abgelehnt werden, da gelbe Gläser nicht in der Lage sind, nur Licht einer gewissen Wellenlänge durchzulassen, mithin von monochromatischem Licht nicht die Rede sein kann. Ganz allgemein läßt sich von diesen gelben Gläsern wohl nur soviel sagen, daß sie das Gelbliche unverändert durchlassen und die kurzwelligen, vorzugsweise blauen Strahlen abschwächen. Der vermeintliche Nutzen ist empirisch gefunden und bedarf noch der Nachprüfung.

Den Nutzen gelblicher Gläser für die Zeit der Dämmerung versucht man etwa folgendermaßen zu erklären: Bei herabgesetzter Beleuchtung und bei einem dementsprechend veränderten Anpassungszustand des Auges (Dunkeladaptation) erscheinen gelbe und rote Farbentöne dunkler, dagegen grüne und blaue heller. Wird durch die gelben Gläser physikalisch eine Abschwächung in Blau und Grün erreicht, so wäre es erklärlich, wenn die gelben Farben relativ heller erscheinen und dadurch die betreffenden Objekte, beispielsweise gelbe Jagdtiere, deutlicher in die Erscheinung treten. Eine derartige Erklärung gilt dagegen nicht für die helle Tagesbeleuchtung, und am allerwenigsten für das Schießen auf scharf begrenzte schwarz-weiße Objekte, wie beispielsweise auf Scheiben. Trotzdem soll auch hier der Nutzen gelblicher Gläser durchaus merklich sein. Er liegt dann vielleicht nur in der Gesamtabschwächung der Beleuchtungsintensität und der dadurch verminderten Blendung, da bei sehr hoher Intensität der Beleuchtung die Sehschärfe wieder abnehmen kann. Vielleicht kommt aber auch bei greller Tagesbeleuchtung und Verwendung gelblicher Gläser die Herabsetzung der Intensität vorwiegend der kurzwelligen, bzw. der ultravioletten Strahlen in Betracht.

Manche Autoren glauben nämlich gerade diesen letzteren einen besonders störenden Einfluß zuschreiben zu müssen. So kommt Schanz zu der Ansicht, daß durch Fluoreszenz der Augenmedien und besonders der Linse, welche durch die kurzwelligen, und zwar sowohl die nicht direkt sichtbaren ultravioletten als auch durch die noch sichtbaren blauen und violetten Strahlen bewirkt wird, nun indirekt die lichtempfindlichen Elemente der Netzhaut erregt und die Sehstoffe durch Überstrahlung erschöpft werden. Bei intensiver Einwirkung soll dies Fluoreszenzlicht einen diffusen Schleier erzeugen, der sich über den Augenhintergrund legt und störend im Gesichtsfeld bemerkbar wird. Gemäß dieser Erklärung empfiehlt Schanz keine stärker gelblich gefärbten, sondern möglichst farblose Gläser, die aber so beschaffen sein müssen, daß sie alles ultraviolette Licht absorbieren. Schanz bevorzugt das von ihm angegebene Euphos-Glas. Die Absorption der chemisch wirksamen violetten oder ultravioletten Strahlen geschieht übrigens zum großen Teil bereits durch die gebräuchlichen Glassorten. Außerdem scheinen die ultravioletten Strahlen beispielsweise von einer Wellenlänge zwischen 310—280 $\mu\mu$ nicht allzu gefährlich zu sein, wenigstens nicht für die tieferen Teile der Augen. Untersuchungen von Hertel, die auch von anderer Seite bestätigt wurden, ergaben, daß diese kurzwelligen Strahlen von den lebenden Geweben in folgender Stufenleiter absorbiert werden. Am meisten werden sie vernichtet durch das Blut, dann durch das Fett und durch die Linsensubstanz, bedeutend weniger, aber immerhin noch beträchtlich, durch den Glaskörper. Verhältnismäßig stark, aber bei weitem nicht völlig, absorbiert sie auch die lebende Hornhaut. Allerdings vermag sie dies nicht in dem Maße zu tun, wie die ausgeschnittene und noch überlebende, sobald sie durch Aufspannung und Dehnung matt wird. Letztere ist dann in ihrer Wirkung vergleichbar mit einer mattgewordenen Quarzplatte, die zum Unterschied von einer durchsichtigen sehr viel kurzwelliges Licht zu absorbieren pflegt. Dagegen absorbiert die tierische Linse, sowohl in vivo wie herausgenommen, sehr viel, vielleicht alles kurzwellige Licht, was sich durch Experimente mit Sonnenstrahlen hat nachweisen lassen. Wird aber das Sonnenlicht absorbiert, so geschieht dies auch mit künstlichen Lichtquellen, ausgenommen vielleicht beim Quecksilber- und Eisenbogenlicht. Jedenfalls blieben Bakterien, die in der Vorderkammer unmittelbar hinter der Hornhaut suspendiert waren, und die in verhältnismäßig kurzer Zeit durch kurzwelliges Licht abgetötet wurden, bei sonst gleicher Versuchsanordnung hinter die Linse gebracht, in ihrer Virulenz lange Zeit hindurch unverändert.

Speziell bei Einwirkung des Lichtes der Cadmiumlinie von 275 $\mu\mu$ zeigen photographische Aufnahmen im Ultraviolettmikroskop die Körnerschichten der Netzhaut und sogar die Linse so undurchsichtig, daß sie vom schwarzen Pigment des Hintergrundes nicht zu unterscheiden sind.

Die Schanzschen Anschauungen haben nun auf Scheibenständen und bei Jagden eine gewisse praktische Bestätigung erfahren, dagegen ist ihnen von wissenschaftlicher Seite wenig Anerkennung zuteil geworden. Besonders Best hält diese Ansichten für vollkommen irrig, da das Fluoreszenzlicht die Schärfe des Netzhautbildes nicht zu beeinflussen vermöge, weil unser Auge die Fähigkeit habe, sich von Nebenlichtern vielfach vollständig zu emanzipieren, und sich dann selbst davon zu befreien, wenn eine mangelhafte Bildschärfe besteht, oder wenn der diasklerale Lichteinfall ins Auge reichlich bemessen ist. Es sei hier noch daran erinnert, daß die Schärfe unserer optischen Bilder durchaus nicht in dem gleichen Grade schon durch das physikalische Netzhautbild gegeben ist. Dem physikalischen optischen Ziele einer scharfen, stigmatischen oder doch nahezu ähnlichen Abbildung der Objekte auf der Netzhaut stehen mehrere Momente im Wege. Zunächst kommt hier die erhebliche diffuse Lichtzerstreuung in Betracht, weil die brechenden Augenmedien nicht völlig homogen sind. Sodann spielt der regelmäßige, wie der unregelmäßige Astigmatismus der gekrümmten Flächen und weiter, wenn auch im geringen Maße, der Mangel einer exakten Zentrierung der Grenzflächen eine Rolle. Letzteres ist besonders dann der Fall, wenn diese mangelhafte Zentrierung noch durch die akkommodative Tätigkeit neue Schwankungen erfährt, ganz abgesehen davon, daß der Prozeß der Linsensklerosierung physikalisch verschlechternd wirkt. Schließ-

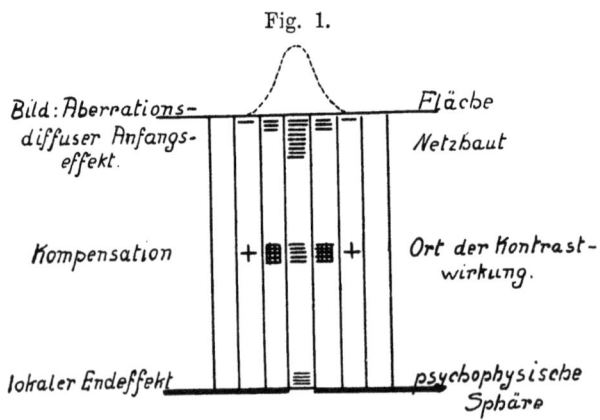

Fig. 1.

lich ist noch die sphärische und chromatische, sowie die diffraktive oder Beugungsaberration zu berücksichtigen. Daß wir trotzdem noch mit dem Auge scharf zu sehen vermögen, verdanken wir der physiologischen Korrektur dieser Fehler durch den Kontrast, welcher das im Auge diffus zerstreute Licht mehr oder weniger unschädlich macht. Aus Fig. 1 (nach (Tschermak) werden die Verhältnisse hinreichend klar. Neben dem Kontraste wirkt die hochgradige Adaptationsfähigkeit der Netzhaut an die jeweilige Beleuchtung, durch welche erreicht wird, daß die Sehschärfe innerhalb der weiten Grenzen der Beleuchtungsintensität konstant bleibt. Eine künstliche Unterstützung der Adaptationsfähigkeit durch Gläser muß deshalb im allgemeinen entbehrlich erscheinen.

Die Frage nach einer allgemeinen vorteilhaften Färbung des Glasmaterials kann für Schießzwecke vom theoretischen Standpunkte allein nicht beantwortet, geschweige denn entschieden werden. Auf jeden Fall wären auf dem Schießplatz und auf dem Gelände ausgedehnte praktische Schießversuche, eventuell auf Khakifiguren, anzuraten. Außer den Euphosgläsern wären empfehlenswert gelblich-grüne Gläser von Hallauer, weil auch diese die Fähigkeit haben, die chemischen Strahlen abzublenden. Auch die altbewährten grauen Gläser kämen in Betracht, allerdings wohl nur bei intensivem Lichteinfall, wenn die Grenzen der Adaptationsfähigkeit überschritten werden. Es würde sich auf diese Weise wieder eine vermehrte Auswertung der durch übermäßige Beleuchtungsintensität beeinträchtigten Sehschärfe und damit eine Nutzbarmachung der durch die Helligkeit herabgesetzten Leistungsfähigkeit des Auges ergeben. Physiologische Versuche sind aber niemals bis zur Ueberblendung ausgedehnt worden. Letztere kann beim Schießen sehr wohl vorkommen, z. B. während eines Aufenthaltes auf hellen Sandflächen oder bei Schnee, gegenüber hellen sowie sonnenbeschienenen Geländen oder im direkten Lichte von Scheinwerfern auf See oder bei Nachtübungen.

Speziell für Sport und Krieg sind möglichst dicke Gläser aus Bergkristall und Kieselgur empfohlen worden, weil sie gewissermaßen schießfest sind. Es scheint nämlich bewiesen, daß durch einen Treffer die gewöhnlichen Gläser in viele Stücke zu zerspringen pflegen, während Kieselgur und Bergkristall nur wenige Sprünge aufweisen.

Die für Ametropen notwendigen Brillengläser können technisch selbstverständlich aus dem gleichen Material hergestellt werden und die gleiche Färbung erhalten wie die für die Emmetropen bestimmten. Weiter läßt sich nun bei den Ametropen das allgemeine Brillenproblem insofern vereinfachen, als die Schießbrille während des

Schießaktes nur als monokulares Instrument Verwendung findet, auch wenn sie dem Träger für gewöhnlich zum zweiäugigen Sehen dient. Dafür müssen nun aber die Bedingungen, die man an solch monokulares Sehen zu stellen hat, besonders streng erfüllt werden. Ist die Brille gut angepaßt sowie aufgesetzt und ist die Korrektion richtig, liegt schließlich die Achse des Brillenglases in der Verlängerung der Achse des Auges, so muß beim unbewegten Blick — entlang der Achse des Glases — die Lage des fixierten Objektes mit seiner scheinbaren Richtung zusammenfallen; denn Strahlen, die durch die Mitte des Glases gehen, erleiden nicht die geringste Ablenkung. Außerdem gibt bei derartiger Benutzung jedes Brillenglas eine gute Abbildung, also die beste überhaupt erreichbare Sehschärfe.

Ist dagegen der Blick hinter dem festsitzenden Glase verändert, d. h. führt das Auge um seinen Drehpunkt eine Bewegung aus, so gelangt es dadurch in eine Stellung, in der seine Achse nicht mehr mit der Achse des Brillenglases zusammenfällt, sondern mit ihr einen gewissen Winkel bildet. Unter derartig veränderten Verhältnissen ergibt sich zweierlei.

Der Einfachheit halber kehren wir für die Betrachtung das ganze optische System um, d. h. wir verfolgen die Strahlen nicht vom Objekt zum Auge, sondern vom Auge zum Objekt. Ein der Augenachse entlang verlaufendes Strahlenbüschel trifft nach erfolgter Augendrehung nicht mehr senkrecht auf die Mitte des Brillenglases. Es fällt vielmehr auf einen Randteil des Glases und kann daher nicht mehr ungebrochen weiter verlaufen.

Betrachten wir zunächst nur die Hauptstrahlen, so finden wir eine prismatische Ablenkung, welche bei Konvexgläsern auf die Achse zu und bei Konkavgläsern von der Achse weg gerichtet ist. Mit anderen Worten: Bei Konkavgläsern scheinen die Objekte näher der Achse, als sie tatsächlich liegen. Bei Konvexgläsern ist es um-

Fig. 2.

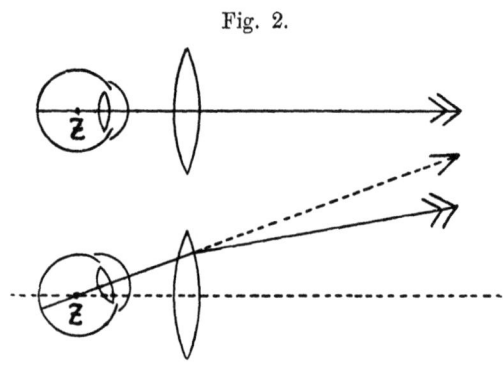

Fig. 3.

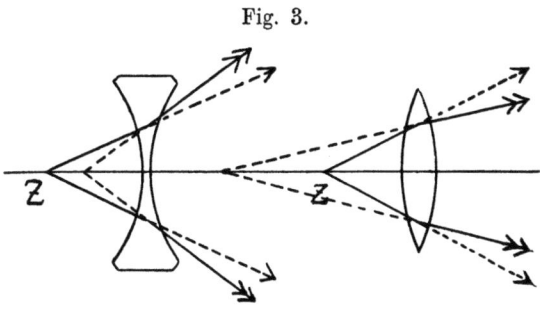

Z = Augendrehpunkt
———⇒ Wahre } Objektrichtung.
- - - - - -⇒ Scheinbare

gekehrt. Es handelt sich hier also um eine Richtungsänderung der Hauptstrahlen. Aus den beiden Zeichnungen (Fig. 2 u. 3) ergibt sich ohne weiteres, daß ein Konkavglas nur dann zerstreuend und ein Konvexglas nur dann sammelnd wirken kann, wenn schief auffallende Strahlen eine prismatische Ablenkung, bei den ersteren nach aussen, bei den letzteren nach innen zu gegen die Achse hin erfahren. An diesen Zustand gewöhnen sich alle Brillentragenden und selbstverständlich auch die Jäger sehr bald, wenn ihnen auch zu Anfang diese kleine Winkeländerung auffällt. Diese prismatische Wirkung der Randteile ist die erste wichtige Erscheinung, welche beim Sehen mit bewegtem Auge zur Beobachtung gelangt. Sie ist der Korrektion nicht zugänglich. Man kann also diesen Fehler in der Perspektive bei ametropen Brillenträgern auf keine Weise ausschalten oder ausgleichen. Vielmehr ist die Leistung der Brille geradezu an die prismatische Wirkung der Randteile geknüpft. Dabei ist aber diese Richtungsänderung der Hauptstrahlen für die Genauigkeit des Zielens ohne Einfluß; denn selbstverständlich kommt es beim Zielen nur darauf an, daß die Kimme, das Korn und Objekt in einer geraden Linie liegen, damit diese 3 Punkte in der Netzhaut gleichfalls nur auf einem Punkte abgebildet werden. In welche Richtung dann das Auge diese Gerade, auf der die 3 Punkte liegen, projiziert, ist praktisch gleichgültig, wenn sie sich nur alle auf einer Geraden befinden. In Fig. 4 sind diese Verhältnisse dargestellt. Bei *a* liegt die Augenachse, Kimme, Korn und Objekt in einer geraden Linie. Bei *b* ist der prismatisch wirkende Randteil eines Konvexglases vor das Auge eingeschaltet. Kimme, Korn und Objekt scheinen dadurch dem Auge verschoben, aber alle in gleicher Richtung und um den

Fig. 4.

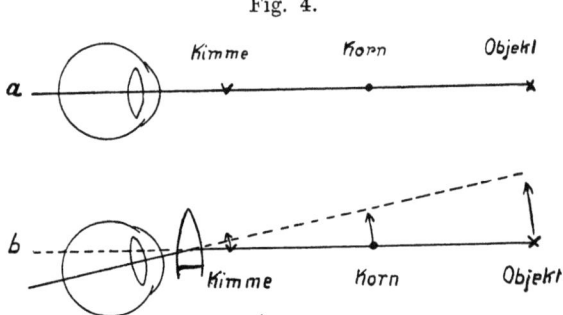

gleichen Winkelbetrag. Infolgedessen gelangen diese 3 Punkte auf dem Augenhintergrund auch wieder gemeinsam zur Abbildung, ohne daß eine Aenderung des Gewehres vorgenommen wird oder vorgenommen zu werden braucht. Das Auge reguliert sich hier selbst und dreht seine Achse so weit herum, bis die Macula wieder eingestellt ist.

Weit bedeutungsvoller als die Richtungsänderung der Hauptstrahlen ist die andere Wirkung des schiefen Einfallens, der Strahlen bzw. der schiefen Inzidenz. Es ist dies die sogenannte astigmatische Deformation der Strahlenbüschel. Das Wesen dieses Vorganges wird am einfachsten dann klar, wenn wir unter Beibehaltung der Umkehrung zwischen Objekt und Bild Strahlenbündel, die von einem Punkt ausgehen, auf doppelte Weise verfolgen. Betrachten wir zunächst ein die Achse umgebendes dünnes Büschel, welches senkrecht durch die Mitte des Glases geht, so werden die von einem Punkte ausgehenden Strahlen auch wieder in einem anderen Punkte vereinigt. In allen anderen Fällen, d. h. bei schiefem Durchfall der Strahlen durch das Brillenglas, erfolgt aber keine punktförmige Strahlenvereinigung, sondern es ergibt sich die bereits erwähnte astigmatische Deformation des Büschels, und zwar auf folgende Weise: Es werden nämlich diejenigen Teile des schiefen Büschels, die in der Richtung eines Radius des Brillenglases angeordnet sind (sogenannte Tangentialbüschel) in einer ganz anderen Entfernung von der Linse, und zwar früher vereinigt als die senkrecht zu dieser Richtung angeordneten Teile (sogenannte Sagittalbüschel). Es entstehen dann an Stelle eines Brennpunktes zwei in verschiedener Entfernung von der brechenden Fläche gelegene Brennlinien. Streng genommen gibt es also keine Abbildung mehr, oder in der Sprache des täglichen Lebens ausgedrückt: die Schärfe des Bildes wird äußerst mangelhaft (vgl. Fig. 5). Leidet das Auge nun selbst an einem Astigmatismus der Hornhaut oder der Linse, so gelingt es dem Brillentragenden mitunter, den-

Fig. 5.

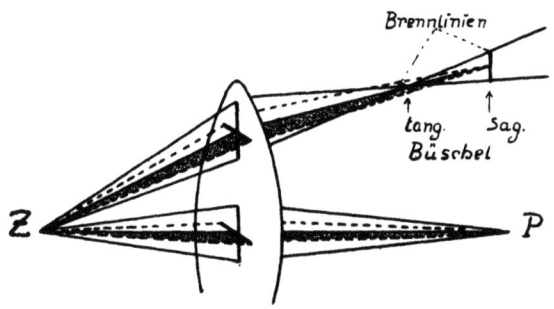

Längs der Achse werden Strahlen, die von einem Punkt (Z) ausgehen, wieder in einem Punkt (P) vereinigt. Ausserhalb der Achse erfolgt keine punktförmige Strahlenvereinigung.

selben dadurch auszugleichen, daß er schief durch das Glas blickt und auf diese Weise einen Astigmatismus schiefer Büschel von gewünschter Größe absichtlich einführt.

Dem Verfertiger einer Schießbrille stehen nun zwei Wege offen, um hier Abhilfe zu schaffen. Entweder er muß das Brillengestell so einrichten, daß das Auge des Schützen beim Zielen (also mit vornübergeneigtem Kopfe) senkrecht durch die Mitte des Glases entlang seiner Achse blickt, oder aber der Verfertiger muß das Glas selbst so schleifen, daß bei allen Blickrichtungen eine gute Abbildung erfolgt.

Der erste Weg wurde früher vielfach beschritten.

Es gibt eine Anzahl von Schießbrillen, unter denen die gebräuchlichsten im wesentlichsten auf 3 Formen herauskommen. Bei der ersten Form sind beide Gläser wie bei jeder gewöhnlichen Brille fest miteinander verbunden und können gemeinsam um eine horizontale Achse gedreht bzw. verstellt werden. Die Drehung ermöglicht es einem liegenden Schützen, dessen Gesicht halb dem Erdboden zugewandt ist, die Gläser senkrecht zur Erdoberfläche einzustellen.

Bei der zweiten Form ist das eine Glas, und zwar vorzugsweise handelt es sich um das rechte, um seine nahezu vertikale Achse beweglich, so daß es beim Schießen möglichst lotrecht zur Achse des Gewehrs gestellt werden kann.

Die dritte Form zeigt in einem Abschnitte des rechten Brillenglases ein weiteres kleines rundes Extraglas, welches in einer geeigneten Weise schräg eingestellt werden kann.

Von diesen 3 Formen, die aber noch durch eine größere Anzahl ergänzt werden können, scheint mir die zweite für einen schnellen und unvorbereiteten Gebrauch etwas kompliziert zu sein. Die beiden anderen dürften unter gewissen Umständen brauchbare Dienste leisten, doch habe ich selbst hierüber praktische Erfahrung nicht. Jedenfalls werden wohl die beiden Formen ihre nicht unbeträchtlichen Mängel haben. Der Herr Korreferent wird hierüber ausführlich berichten.

Der andere Weg, Korrektion der Gläser für schief einfallende Strahlen, wurde vor etwa 100 Jahren im Jahre 1804 von dem englischen Arzt Wollaston beschritten. Er schlug zum Ersatz der bis dahin gebräuchlichen, sog. bi-sphärischen (bi-konvexen und bi-konkaven) Gläser, welche die Fehler der schiefen Büschel in besonders hohem Grade zeigen, Brillengläser einer anderen Form vor; sie wurden von ihm als periskopische Gläser bezeichnet. Es sind dies konvex-konkave Gläser mit einer rein willkürlich gewählten Durchbiegung.

Fig. 6.

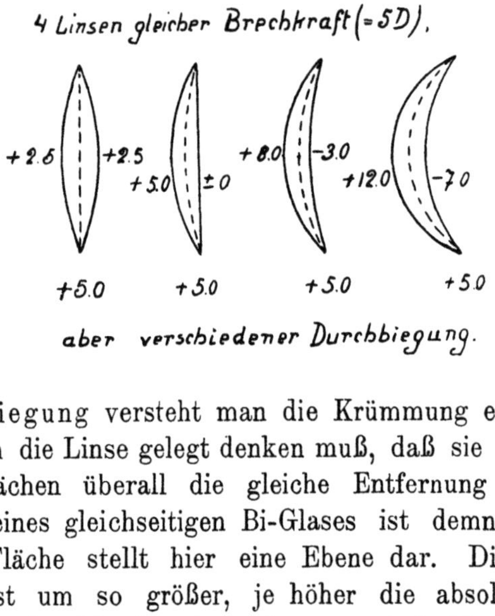

4 Linsen gleicher Brechkraft (=5D), aber verschiedener Durchbiegung.

Unter Durchbiegung versteht man die Krümmung einer Fläche, die man sich durch die Linse gelegt denken muß, daß sie von den beiden brechenden Flächen überall die gleiche Entfernung aufweist. Die Durchbiegung eines gleichseitigen Bi-Glases ist demnach = 0, denn die fragliche Fläche stellt hier eine Ebene dar. Die Durchbiegung eines Glases ist um so größer, je höher die absoluten Werte der einzelnen Flächenbrechkräfte sind, da man bei dünnen Gläsern die Dicke vernachlässigen und die Gesamtbrechkraft gleich der Summe der Einzelbrechkräfte setzen kann. Nehmen wir als Beispiel eine Linse von 5 D Gesamtbrechkraft. Für ein Bi-Glas würde da gelten:

$$+2{,}5 + 2{,}5 = +5{,}0 \text{ D}$$

Ein Plankonvex-Glas würde die ganze Brechkraft in einer Fläche enthalten:

$$+5{,}0 + 0{,}0 = +5{,}0.$$

Ein Glas von
$$+ 8{,}0 + (- 3{,}0) = + 5{,}0$$
würde mäßig, ein anderes
$$+ 12 + (- 7{,}0) = + 5{,}0$$
würde stärker durchgebogen sein.

Gewöhnliche periskopische Gläser werden nun in den Ländern deutscher Zunge meistens so angefertigt, daß sie in einer Fläche einen festen Radius von 40 cm, also eine Brennweite von ca. 80 cm, haben. Das entspricht einer Brechkraft von 1,25 Dioptrien. Diesen Radius hat bei zerstreuenden Gläsern die sammelnde, und bei sammelnden Gläsern die zerstreuende Fläche.

Stärker durchgebogene Gläser werden in Deutschland noch mit einem festen Radius von 8,33 cm geschliffen, was einer Flächen-

Fig. 7.

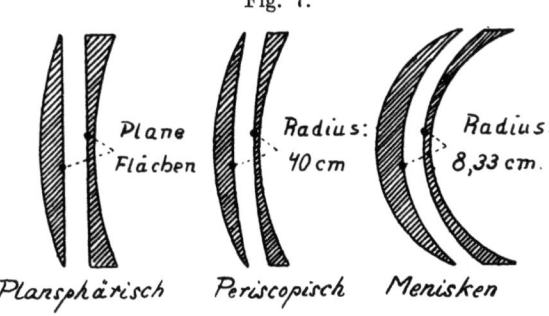

brechkraft von 6 Dioptrien entspricht. Sie werden als Muschelgläser, bezw. ganz speziell als Menisken bezeichnet. Ihre Nummern gehen im allgemeinen nur bis 5,5 D, weil sie sonst zu unhandlich werden. Die periskopischen Gläser und namentlich die Menisken bedeuten den bi-sphärischen Gläsern gegenüber einen wesentlichen Fortschritt, weil sie den Astigmatismus schiefer Büschel vielfach vermindern, wenn auch nicht gänzlich beseitigen; denn eine völlige Korrektion der schief auffallenden Büschel wird bei ihnen nur an einzelnen Nummern und zwar mehr durch Zufall erreicht. Will man aber die Forderung erfüllen, daß die schiefen Büschel durchweg unschädlich gemacht werden, so muß man von einem konstanten Außen- bezw. Innenradius absehen. Vielmehr muß dann für jede einzelne Gesamtbrechkraft durch Rechnung die richtige Form der Durchbiegung bestimmt werden. Dieser Aufgabe kann man aber nur dann gerecht werden, wenn der Abstand des Glases vom Augendrehpunkt als ein bestimmter angenommen und rechnerisch verwertet wird.

Die Kenntnis und rechnerische Verwertung dieses Abstandes ist unbedingt erforderlich, denn zu jedem beliebigen Einfallspunkt des Strahles gehört eine bestimmte Neigung, unter der dieser Strahl die Achse schneiden muß, damit die astigmatische Deformation der Büschel hintenangehalten wird.

In Fig. 8 gehören zu den Inzidenzpunkten $J1$, $J2$, $J3$, $J4$ verschiedene, aber ganz bestimmte Winkel, für die die Korrektion erfüllt ist. Kommen dagegen die Inzidenzpunkte durch Änderung der

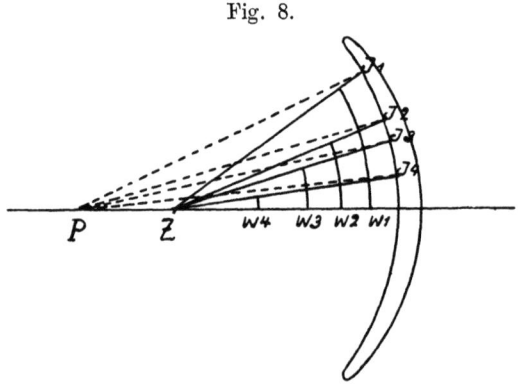

Fig. 8.

Entfernung zwischen Glas und Augendrehpunkt (Z) zu einem anderen Punkt, beispielsweise zu dem Punkt P in Beziehung, so treten ganz andere Winkel auf. Das Glas müßte dafür durch Veränderung der Durchbiegung neu korrigiert werden. Es ergibt sich also, daß es auf eine genaue Innehaltung des vorgeschriebenen Brillenabstandes vom Augendrehpunkt ankommt, wenn durchbogene Gläser von rechnerisch bestimmter Form ihre guten Eigenschaften entfalten sollen. Wenn nun ein Ametrop mit Glas ebenso gut sehen soll wie ein Emmetrop ohne Glas, so muß der brillenbewaffnete Myop oder Hypermetrop gleich große und gleich scharfe Netzhautbilder erhalten wie ein Emmetrop. Gleiche Bildgrößen erfordern aber gleiche hintere Brennweiten und gleiche Brechkräfte. Mithin muß dabei die Brechkraft des aus einer Brille und dem achsenametropischen Auge kombinierten Systems gleich sein der Brechkraft des achsenametropischen Auges allein also auch eines emmetropischen Auges. Nennen wir die Gesamtbrechkraft des brillenbewaffneten achsenametropischen Auges $= D$ und die Brechkraft des brillenlosen emmetropischen Auges $= D_2$, so ergibt sich die Forderung, daß $D = D_2$ sein soll. Für das kombinierte System des brillenbewaffneten ametropen Auges

Fig. 9.

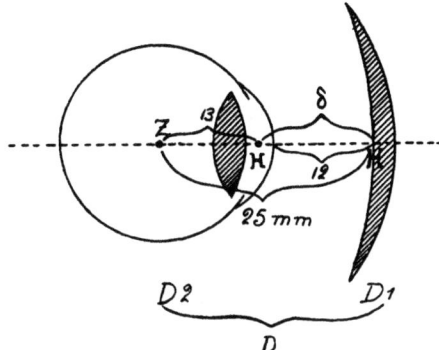

gilt aber die für die Kombination zweier Systeme gültige Brechkraftformel:

$$D = D_1 + D_2 - \delta D_1 D_2$$

Hierbei bedeutet D_1 die Brechkraft des Brillenglases und δ den Abstand zwischen Brillenscheitel und dem Hauptpunkt des Auges, oder streng genommen den Abstand vom zweiten Hauptpunkt des Brillenglases bis zum ersten Hauptpunkt des Auges.

Es soll nun $D = D_2$ werden. Wir können also links das D und rechts das D_2 streichen. Es ergibt sich somit:

$$0 = D_1 - \delta D_1 D_2 \text{ oder } 0 = D_1 (1 - \delta D_2).$$

Diese Gleichung ist aber nur dann möglich, wenn einer der Faktoren der rechten Seite $= 0$ wird.

D_1 ist aber die Brechkraft des korrigierenden Glases und kann nicht $= 0$ werden. Es muß deshalb

$$1 - \delta D_2 = 0 \text{ werden oder}$$

$$\delta D_2 = 1 \text{ oder } \delta = \frac{1}{D_2}$$

$\frac{1}{D_2}$ ist der reziproke Wert der Brechkraft und somit gleich der vorderen Brennweite des Auges, die im schematischen Auge gleich 17,06 mm bestimmt wird. Es zeigt sich also, daß die Forderung gleicher Brechkraft bzw. gleicher Brennweite für das unbewaffnete emmetropische und das kombinierte System dann erfüllt ist, wenn das Brillenglas bzw. der zweite Hauptpunkt desselben in dem vorderen Brennpunkte des Auges (17,06 mm) sich befindet. Durch die Kombination mit dem Brillenglase findet eine Verschiebung der Hauptpunkte statt, und zwar wird der zweite Hauptpunkt so weit nach vorne oder hinten verschoben, daß der hintere Brenn-

Fig. 10.

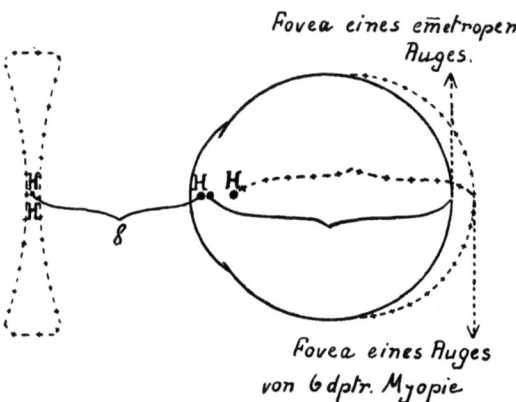

punkt auf die Netzhaut fällt, wenn die hintere, vom jeweiligen zweiten Hauptpunkte gemessene Brennweite gleich bleibt. Da die vordere Brennweite vom vorderen Hauptpunkt gleich 17,06 mm entfernt ist, so müßte man zur Erreichung der richtigen Netzhautbildgrößen also das Brillenglas um 17 mm vor den vorderen Augenhauptpunkt setzen. Da nun dieser Augenhauptpunkt $1^1/_2$ mm hinter dem Hornhautscheitel liegt, so müßte das Glas $15^1/_2$ mm vor dem Hornhautscheitel liegen. Auf den Augendrehpunkt berechnet, der 13 mm hinter dem Hornhautscheitel liegt, würde der Gesamtabstand $28^1/_2$ mm betragen. Aus Gründen der Praxis weicht man hier etwas ab und hat sich auf einen Glasabstand geeinigt, der vom Augendrehpunkt 25 mm und vom vorderen Hornhautscheitel 12 mm entfernt liegt. Die kleine Abweichung von $3^1/_2$ mm spielt erfahrungsgemäß und tatsächlich nur eine sehr unwesentliche Rolle. Andererseits genügt der Abstand von 12 mm von der Hornhaut zur Verhütung des Beschmutzens der Gläser durch die Cilien vollständig. Ein größerer Abstand würde weniger gut aussehen und zugleich auch größere und somit schwerere Gläser bedingen.

Fig. 11.

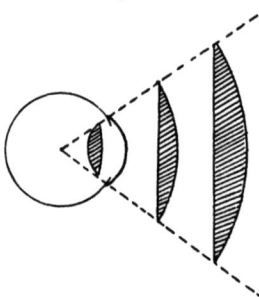

Die Berechnung der Gläser, die den Astigmatismus der schiefen Büschel korrigieren und deshalb auch punktuell abbilden, wurde in der Zeiß'schen Werkstätte von Prof. v. Rohr durchgeführt. Wegen ihrer punktuellen Abbildung werden diese Gläser auch Punktalgläser genannt. Hierbei hat sich nun die schon von Ostwalt gefundene Tatsache bestätigt, daß die Brechkraft der möglichen Gläser, sowohl nach der positiven wie nach der negativen Seite hin, begrenzt ist, sofern man sich auf dünne Linsen mit zwei sphärischen Flächen beschränkt und also als einzige Variable die größere oder geringere Durchbiegung zur Verfügung hat. Wie vielfach bei mathematischen Problemen sind für jede Brechkraft zwei Lösungen und dementsprechend zwei Brillenformen möglich, eine von geringerer und eine von stärkerer Durchbiegung. v. Rohr hat in Anerkennung der Leistungen der um das Brillenproblem verdienten Aerzte die eine Reihe die Ostwaltsche, die andere die Wollastonsche genannt. Die Grenzen liegen bei — 25 D und bei + 7,5 D, sie sind also reichlich weit genug für die Zwecke der militärischen Schießbrille. Außerdem können noch bis 4 D Cyl. Gläser mit eingeschliffen werden. Meines Wissens sind methodisch durchgeführte Schießversuche mit den neuen Gläsern noch nicht angestellt worden, soweit die Fabrik als solche in Betracht kommt. Der reichlich hohe Preis dürfte für Probierzwecke nicht allzusehr ins Gewicht fallen, wenn sich die Erwartung bestätigen sollte, daß durch diese Gläser eine ideale Lösung des Schießbrillenproblems gegeben wird. Neuerdings sind derartig anastigmatisch korrigierte Gläser außer von Zeiß auch noch von Busch in Rathenow auf den Markt gebracht worden, und zwar zu billigerem Preise (sogenannte Isocrystar-Gläser). Die Firma Nitsche & Günther soll gleichfalls entsprechende Gläser vorbereiten. Ob diese Fabrikate hinsichtlich der Exaktheit den Zeissschen Gläsern völlig entsprechen oder nicht, wage ich nicht zu entscheiden.

Bei dieser Gelegenheit noch einige Worte über die Begrenzung der Brillentauglichkeit durch den Grad der Sehschärfe und die Höhe der Kurzsichtigkeit. Wer wegen Astigmatismus (Hornhautflecke, Trübungen der Augenmedien oder Hintergrundsveränderungen kommen ja nicht in Frage) mit den gewöhnlichen Zylindern die geforderte Sehschärfe von $1/2$ nicht erreicht, wird sie auch wohl mit den modernen anastigmatischen Gläsern nicht erreichen. Dagegen dürften Leute, deren Sehleistung nach Korrektion ihres Augenastigmatismus durch Zylinder oder kombinierte Gläser gewöhnlicher Art zwar beim Blick geradeaus genügt, deren Schießresultate aber infolge des Glasastigmatismus schiefer Büschel minderwertig werden müssen, sicherlich durch die neuen Gläser außerordentlich im Sehen gefördert werden. Namentlich ist auch die Orientierung im Raume eine bedeutend bessere. Auch ist es bekannt, daß durch das deutlichere Erkennen der Sehobjekte die Aufmerksamkeit sowie die Beobachtung angeregt und somit zugleich auch ein vorteilhaftes Auswerten des Gesehenen, also indirekt gleichsam eine Verbesserung der Sehschärfe erreicht wird. Es ist ja durchaus anerkannt, daß das dauernde Tragen der Brille für den Träger nur Vorteile hinsichtlich seiner Leistungsfähigkeit bietet.

Wegen der Randform möchte ich noch hinzufügen, daß für militärische Schießzwecke große Gläser, am besten runde, am meisten empfehlenswert, vielleicht sogar notwendig sind, da es im Gelände beim freihändigen Schießen nicht auf ein bekanntes Zielobjekt, sondern auf ein Aufsuchen des Feindes und auf das Vermeiden der Gefahr ankommt. Daß der Soldat ein festes Gestell haben muß, bedarf auch vom Standpunkt der theoretischen Betrachtungen keinerlei besonderer Erwähnungen. Am besten werden sich hierzu Nickel- oder vernickelte Brillen eignen. Auch das Mitführen eines Reserveglases im Tornister, sowie ein kleines Depot von Brillengestellen bei der Truppe erscheint im Kriege empfehlenswert.

Was nun die Begrenzung der zulässigen Kurzsichtigkeit von — 6,5 D anlangt, so liegt wohl kein Grund vor, daran zu rütteln, denn schon mit weniger als mit — 6,5 D ist ein Mann, der sein Glas verliert, zuweilen völlig hilflos. Zudem sind Augen mit hoher Kurzsichtigkeit gegen Insulte irgendwelcher Art außerordentlich empfindlich.

Allerdings soll nicht bestritten werden, daß schon mit gewöhnlichen Gläsern mancher, der mit höherer Kurzsichtigkeit behaftet ist, unter Umständen sehr gut sehen kann, aber das dürfte zu den Ausnahmen gehören und bei ungebildeten Mannschaften nur sehr selten vorkommen.

Im Zusammenhang mit den Schießbrillen möchte ich noch zweier optischer Vorrichtungen gedenken, welche eine Verbesserung des Zielens der Handfeuerwaffen bezwecken: das Zielfernrohr und das Schanzsche Spiegelvisier.

Die Zielfernrohre werden von den verschiedensten Optikerfirmen hergestellt und sind bei Jägern viel in Gebrauch. Man sieht mit ihnen das Ziel vergrößert, allerdings auch den Abstand der Visierpunkte voneinander (die Visierstrecke) bedeutend verkürzt. Bei jedem Freihandschießen wird aber der Nutzen der Vergrößerung durch die Verkürzung der Visierstrecke wieder wesentlich ausgeglichen.

Das Prinzip des von Schanz angegebenen Spiegelvisiers besteht darin, daß unter dem Korn ein kleiner Spiegel angebracht ist, in dem sich eine die Stelle der Kimme vertretende Marke, welche dem Schützen nicht direkt, sondern nur im Spiegel sichtbar ist, abbildet. Der Zweck der Anordnung besteht darin, daß die Akkommodation auf die nur eine kurze Strecke vom Auge entfernte Kimme, welche von alterssichtigen Schützen nicht aufgebracht werden kann, entbehrlich gemacht wird. Für militärische Zwecke kommt das Spiegelvisier wohl kaum in Frage, weil die schießenden Soldaten durchgehends junge Leute sind, denen es ein Leichtes ist, ihre Akkommodation zwischen dem weit entfernten Ziel und der nahen Kimme spielen zu lassen. Überdies ist es wohl nicht erwiesen, daß tatsächlich ein ganz scharfes Erkennen der Kimme notwendig ist, vielmehr könnten auch sehr wohl Zerstreuungskreise ein genaues Zielen ermöglichen.

III. Korreferat des Obergeneralarztes Prof. Dr. med. et phil. h. c. v. Kern, Inspekteur der 2. Sanitätsinspektion.

Bevor ich in die Erörterung der in der Denkschrift gestellten Fragen eintrete, scheint es mir berechtigt, auf den einleitenden Satz der Denkschrift noch mit einer ihn erweiternden Bemerkung einzugehen. Hier wird dem Gebrauch von Schießbrillen eine erhebliche Bedeutung nur für die Ausbildung der Mannschaften im Schulschießen beigelegt und demgegenüber den Schießbrillen für den Gebrauch im Felde eine mehr untergeordnete Bedeutung zugesprochen, weil erfahrungsgemäß beim kriegsmäßigen Schießen die Nichtbenutzung von Brillen durch einzelne Leute von geringer Sehleistung auf die Feuerwirkung der Truppe ohne nennenswerten Einfluß ist. Die scheinbare Geringfügigkeit dieses Einflusses aber hat nur darin ihren Grund, daß beim kriegsmäßigen Schießen die Anzahl der Treffer überhaupt eine außerordentlich geringe ist. Man rechnet dabei auf die verschossenen Patronen eine Trefferzahl, die je nach der Beschaffenheit der Ziele und der Entfernungen etwa zwischen 0,2 und 2 % der verschossenen Patronen schwankt. Nur in Anbetracht dieser geringen Trefferzahl verschwindet der Einfluß von einzelnen Leuten mit geringer Sehleistung bis zur zahlenmäßigen Unkenntlichkeit. Sobald man aber dies Verhältnis auf sich beruhen läßt und das Gesamtergebnis der Treffer auf die hierbei beteiligte Zahl von Schützen bezieht, würde sich ergeben, daß die Nichtbenutzung von Brillen die Leute mit geringer Sehleistung als bloße Zufallstreffer nahezu gänzlich ausfallen läßt und für die Schießerfolge als wertlos kennzeichnet. Auch die einfachste Erwägung rechfertigt ja doch die Behauptung, daß bei den heutigen überaus hohen Anforderungen an schärfste Sehleistungen beim kriegsmäßigen Schießen Leute mit unzureichenden Sehleistungen für die Schießerfolge wertlos bleiben. Ich glaube deshalb, über jene Bewertung der Denkschrift hinaus den Brillen auch für den Dienst im Felde eine schwerwiegende Bedeutung beimessen zu dürfen.

Dies zu betonen, ist von ausschlaggebender Bedeutung, weil an eine Brille, die zur Verwendung im Felddienst kommen soll, sehr viel umfassendere Anforderungen zu stellen sind, als an eine solche, die nur zur Ausbildung im Schulschießen dient. Für das bloße Schulschießen mag wohl eine Brille genügen, die der regelrechten Stellung des rechten Auges beim Zielen angepaßt ist, die also nach Form und Richtung des Glases der Ruhelage des Auges beim Zielen entspricht. Alle bisher in Gebrauch gekommenen oder vorgeschlagenen Modelle haben lediglich diesem beschränkten Gesichtspunkte Rechnung zu tragen versucht. Ich zeige sie hier in ihren charakteristischen Beispielen vor:

1. Am einseitigsten ist eine Konstruktion der jüngst vergangenen Zeit, die sich für die sportlichen Zwecke der Schützengilden bewährt hat und diesen Zwecken in der Tat auch völlig genügen kann. Es ist eine Schießbrille nach Krahforst, deren rechtsseitiges Glas eine feststehende, schräg nach innen gerichtete Stellung einnimmt. Diese Stellung entspricht der schrägen Haltung des Kopfes beim Anschlagen in aufrechter Körperstellung und erzielt dabei eine richtige Korrektur der Brechungsanomalie des Auges, ist aber für jeden anderen Gebrauch des Auges störend und hinderlich.

2. Das gleiche Prinzip verfolgt eine Brille nach Eder, die an ihrer inneren oberen Seite in schräger Stellung einen besonderen Zieldiopter in Form einer kleinen runden Scheibe angesetzt erhalten hat. Auch sie trägt nur dem Zielen in aufrechter Stellung Rechnung, muß der Augenform sehr genau angepaßt sein und erfordert auch dann noch eine sehr sichere, stets gleichartige Kopfhaltung, wenn sie nicht störend sein soll.

3. Andere Brillenkonstruktionen versuchen dem Umstande Rechnung zu tragen, daß beim Schießen in liegender Stellung die Kopf- und Augenhaltung nach oben gerichtet ist. Sie erreichen dies durch eine Vorrichtung, die es ermöglicht, der ganzen Brille eine beschränkte Drehung um ihre horizontale Achse zu geben. Hierzu gehört die bisher in der Armee eingebürgerte Form. Sie hat den Nachteil, für die Schrägstellung des Kopfes nach der seitlichen Richtung sowohl bei liegender als bei aufrechter Schießhaltung keine Korrektur zu bieten, und erfordert eine stete Aufmerksamkeit auf die Stellung der Brille, um diese den sich ändernden Verhältnissen jedesmal durch künstliche Drehung anzupassen. Zum Teil sind diese Brillen mit ovalen, zum Teil mit großen runden Gläsern ausgestattet.

4. Eine neuere Konstruktion nach Krahforst trägt den beiden vorerwähnten Bedürfnissen durch eine doppelte Drehbarkeit des rechtsseitigen Brillenglases, nämlich um die vertikale und die horizontale Achse, Rechnung. Dieser Mechanismus verwickelt aber durch die doppelte Umstellung die Handhabung der Brille noch mehr und nimmt die Aufmerksamkeit hierauf in ungebührlicher Weise in Anspruch.

Durch alle diese Vorrichtungen wird schon aus den bereits angedeuteten Gründen der Zweck nur in höchst unvollkommener Weise erreicht, und es treten diesen Mängeln noch andere hinzu, die erst im Laufe der folgenden Erörterung zum bestimmteren Ausdruck kommen werden. Hier tritt ein Prinzip in den Vordergrund, dem erst die jüngste Phase in der Brillentechnik in entscheidender und korrekter Weise Rechnung getragen hat. Es ist das Prinzip einer regelrechten Korrektur für das bewegte Auge. Alle bisherige Brillentechnik hat nur die Korrektur des gerade nach vorn gestellten Auges und auch bei diesem nur die Korrektur des zentralen Sehens in Rücksicht gezogen. Das schien für den Bedarf der Tätigkeitsweisen des gewöhnlichen Lebens annähernd auszureichen. Gerade beim Schießen aber traten mit der neuzeitlichen Steigerung der Anforderungen die Mängel dieser Brillen offenkundig hervor und haben zu den vorgezeigten Abänderungen Anlaß gegeben. Indes ist es nicht bloß das Schießen gewesen, welches auf solche Mängel aufmerksam gemacht hat, sondern auch das übrige Leben hat angefangen, höhere Anforderungen an die Brillenkorrektur zu stellen und bei feststehendem Glase einerseits eine Brechungskorrektur auch für das periphere Gesichtsfeld und andererseits eine solche für die verschiedenen Stellungen des bewegten Auges verlangt. Denn in beiden Fällen treten bei den bisherigen Brillen infolge des schrägen Durchtritts der Lichtstrahlen durch die Gläser astigmatische Verzerrungen der Netzhautbilder ein, die den Korrekturwert der Bilder um so mehr beeinträchtigen, je höher die Brechungsanomalie des Auges und dementsprechend der korrigierende Brechungsindex der Brillengläser ist. Und die optische Technik ist neuerdings im Begriff, diesen Bedürfnissen in durchaus sachgemäßer Weise Rechnung zu tragen durch Gläserkonstruktionen, die der theoretischen Berechnung und der praktischen Ausführung zwar große Schwierigkeiten bieten, aber doch sie zu überwinden vermögen. Die nähere Auseinandersetzung alles dessen hat der Herr Referent bereits gegeben, so daß mir nur die Beleuchtung dieser Verhältnisse vom praktisch-militärischen Gesichtspunkte aus erübrigt.

Dieser Gesichtspunkt läßt mit aller Entschiedenheit für eine Brille eintreten, die auch beim Gebrauch im Kriege den Bedingungen des bewegten Auges nach allen Richtungen genügt. Denn die Kriegsverhältnisse stellen an die Mannschaften nicht bloß die Anforderung eines exakten Zielens beim Schießen, sondern in jeder Art des Kriegsdienstes auch die Anforderung an genaue und rasche Orientierung im Gelände, in dessen Einzelheiten und über die in ihm sich vollziehenden Vorgänge und zwar dies alles bis auf weiteste Entfernungen hin. In vollem Umfange ist das nicht erreichbar durch eine bloß zentrale Korrektur der Sehleistung, die durch ständige zweckentsprechende Kopfbewegungen aufrecht erhalten werden müßte, sondern gerade die ungeteilte Aufmerksamkeit auf die gesamte Umgebung nimmt auch das periphere Sehen in Anspruch und erfordert die unbeeinträchtigte Verwendung der natürlichen Augenbewegungen unter allseitiger Korrektur der Brechungsanomalie. Insbesondere ist auch während des Schießens diese allgemeine Orientierung stets im momentanen Wechsel unentbehrlich und kann nicht abhängig gemacht werden von einem jedesmaligen Umstellen der Brillengläser in die geeignete Lage. Ebensowenig ist es durchführbar, für die verschiedenartigen Kopf- und Körperhaltungen beim Schießen in stehender, kniender und liegender Position die Aufmerksamkeit für das wechselnde Umstellen der Gläser in Anspruch zu nehmen; das würde in Anbetracht der erregten psychischen Verfassung im Gefecht sicher meistens unterbleiben und für den Erfolg um so bedenklicher sein, als die großen Entfernungen der neuzeitlichen Kampfweise, die Benutzung aller möglichen Deckungen seitens des Feindes, die in der Farbe sich nur wenig abhebenden Uniformen immer größere Anforderungen an schärfste Sehleistungen stellen. Es drängt dies alles vielmehr darauf hin, ein korrigierendes Glas zu verwenden, welches auch dem bewegten Auge ohne weiteres die Korrektur in allen seinen Stellungen und Bewegungen in vollstem Maße sichert.

In diesem Sinne ist schon zu Anfang des letztvergangenen Jahrhunderts von Wollaston empfohlen worden, Brillengläser so zu schleifen, daß die Blicklinie bei verschiedenen Blickrichtungen möglichst senkrecht auf dem betreffenden Teile des Glases steht. Solche Gläser werden periskopische Gläser oder Menisken genannt und haben eine etwa mondsichelartige Form, deren äußere Fläche konvex, deren innere konkav gekrümmt ist. Im allgemeinen gilt für die Wirkung derartiger Gläser die Erläuterung: ist die konkave Innenfläche stärker gekrümmt als die konvexe äußere, dann wirkt das Glas im konkaven Sinne, und die Größe der Wirkung ist gleich der Differenz beider Krümmungen; dasselbe gilt für den entgegengesetzten Fall, bei dem das Glas im konvexen Sinne wirkt.

Erst 1898 nahm Ostwald den Gedanken Wollastons wieder auf und suchte ihn auf eine theoretisch und praktisch richtige Basis zu stellen. Er stellte zu diesem Zwecke eingehende Untersuchungen mittels photographischer Aufnahmen von Sehproben und viele Berechnungen an. Seine Arbeiten und praktischen Versuche gipfeln im wesentlichen in den Folgerungen, 1. daß passend gewählte Menisken praktisch durchaus vor den bikonkaven Gläsern den Vorzug verdienen; 2. daß sich die Meniskenform in der Reihe der Sammelgläser nur für die schwächeren Nummern (etwa bis + 6,0 D) als vorteilhaft erweist.

Theoretisch muß für jeden Brechungsindex der am besten geeignete Krümmungsradius errechnet werden. Schon Ostwald hat dafür eine Reihe näherer Bestimmungen angegeben. Die Industrie hat sich aber der hohen Herstellungskosten wegen damit begnügt, meist die periskopischen Gläser nach drei Methoden herzustellen. Entweder weisen die Gläser eine Grundkurve von + 1,25 D auf, die bei konkavperiskopischen Gläsern als konvexe Seite nach außen, bei Konvexgläsern nach innen gelegt wird. Oder die Gläser werden je nach ihrer Brechungsstärke mehr durchgebogen, derart, daß die schwächere Kurve eine Krümmung von mindestens 3 D und höchstens 6 D erhält. Oder aber die Fabriken befolgen beim Verteilen der Krümmung kein bestimmtes Prinzip, um technischen Schwierigkeiten aus dem Wege gehen zu können.

Auf diesem Standpunkt blieben Wissenschaft und Technik stehen, bis A. Gullstrand darauf hinwies, daß der Augendrehpunkt bei der Konstruktion gewisser optischer Instrumente berücksichtigt werden muß. v. Rohr als wissenschaftlicher Mitarbeiter der Firma Zeiss in Jena nahm den Gedanken auf, hat diese Theorie weiter entwickelt und sie gleichzeitig durch die Firma Zeiss in die Praxis umsetzen lassen. Auf diesem Wege entstanden die punktuell abbildenden Gläser (auch Punktalgläser genannt). Ein Muster von einfach periskopischen Gläsern und zugleich ein Muster von punktuell abbildenden Gläsern zeige ich ebenfalls hier vor. Auf andere, für kompliziertere Brechungsfehler berechnete Brillensysteme brauche ich an dieser Stelle nicht einzugehen, weil ihre Träger nach Anlage 1 der H. O. zum Heeresdienst nicht geeignet sind.

Diese Gläser stellen zur Zeit das Beste dar, was Wissenschaft und Technik Hand in Hand bisher zu leisten vermochten. Die Preise sind noch ziemlich hoch. Das Einzelkonvexglas kostet bis zu $7^1/_2$ D 6,00 M., ein Konkavglas bis zu 20 D ebenso 6,00 M., ein astigmatisches Punktalglas kostet 10,00—13,00 M. Der hiesige Vertreter der Firma Zeiss hat auf eine Anfrage erklärt, daß die Preise vorläufig als feststehend anzusehen seien, doch könnten endgültig darüber nur die Zeisswerke in Jena entscheiden.

Die theoretischen Erörterungen, welche zur Konstruktion solcher Gläser geführt haben und ihren Wert für das Auge des Trägers beleuchten, hat der Herr Referent in eingehendster Weise vorgetragen. Wenn ich sie nochmals gestreift habe, so ist dies nur geschehen, um dadurch in meinen Erwägungen den gedanklichen Zusammenhang nicht verloren gehen zu lassen. Im Folgenden aber beschränke ich mich darauf, die in der Denkschrift gestellten Fragen von rein praktischen Gesichtspunkten aus zu beantworten. Zu diesem Zweck habe ich im Verein mit Stabsarzt Napp bei mehreren Studierenden der Kaiser Wilhelms-Akademie, die zurzeit in der Ableistung ihrer aktiven Dienstpflicht begriffen sind, festgestellt, wie die Sehschärfe sich beim Gebrauche der einzelnen Schießbrillen bei freier Blickrichtung verhält und wie sie sich beim Zielen im Stehen, Knien und Liegen ändert. Wir haben dabei die sämtlichen heute hier vorgezeigten Muster von Brillen versucht, nachdem sie den Versuchspersonen eigens angepaßt und mit den korrigierenden Gläsern versehen waren. Punktuell abbildende Gläser allerdings haben wir wegen des hohen Preises nur bei einem der Einjährig-Freiwilligen versucht, bei dem die Refraktion — 5 D beträgt.

Bei den Versuchspersonen handelte es sich um Myopien von 2,0 bis 5,0 D, bei allen beträgt die Sehschärfe mindestens $^6/_6$ der normalen.

Die Zielversuche wurden teils in 30, teils in 24, 20, 18 m angestellt, als Ziele dienten die Kern-Scholz'schen Sehproben.

Um ermüdende Wiederholungen zu vermeiden, fasse ich die bei jedem Muster gewonnenen Resultate zusammen:

1. Schießbrille nach Krahforst mit feststehendem Glase:

Beim Zielen im Stehen wurde nur der Einjährig-Freiwillige mit — 5,0 D in seiner Sehleistung beeinträchtigt, die auf $^{18}/_{30}$ herunterging. Beim Zielen im Knien versagten drei völlig, bei dem vierten verringerte sich die Sehleistung erheblich. Beim Zielen im Liegen war die Sehleistung bei allen schlechter als ohne Zielanschlag.

Die gleichen unbefriedigenden Resultate gab 2. die Schießbrille nach Krahforst mit beweglichem Glase.

Bei beiden Modellen wurde das Gesichtsfeld nach rechts naturgemäß als außerordentlich beschränkt angegeben, was alle Versuchspersonen als sehr lästig empfanden.

3. Schießbrille nach Eder:

Das Sehen durch das kleine runde Glas war schwierig und gelang erst nach einiger Übung. Es erforderte bei allen ein mehrfaches Hin- und Herschieben der Brille und gelang zuweilen erst dann, wenn der die Versuche Leitende die Brille in die richtige Lage brachte. Einer der Einjährigen gab an, beim Blick durch den Diopter doppelt zu sehen.

Die praktischen Ergebnisse waren dementsprechend sehr schlechte.

4. Schießbrille mit Gläsern, die um eine horizontale Achse drehbar sind. Diese Schießbrille ist bisher in der Armee gebräuchlich; indes ist bei der ovalen Form ihrer Gläser die Beschränkung des Gesichtsfeldes nach oben und unten stets als sehr störend empfunden worden. Wir haben deshalb von vornherein nur eine Brille mit großen runden Gläsern zu den Versuchen benutzt; die Beschränkung des Gesichtsfeldes nach den Seiten hin ist natürlich bei ihnen die gleiche wie bei dem ovalen Modell, aber auch innerhalb des verbleibenden Gesichtsfeldes tritt beim Blick durch die Randpartien Verzerrung des Bildes auf. Wurde die Brille vor dem Zielen in die richtige Ebene gebracht, so blieb die Sehleistung im wesentlichen die gleiche, nur bei — 5,0 D ging sie etwas herunter.

Bei den Versuchen konnten wir feststellen, daß der Vorwurf, den man diesem Modelle stets zur Last legte, daß nämlich die Soldaten meist im entscheidenden Momente vergessen, das Glas umzustellen, sicherlich zu Recht besteht. Auch unsere Einjährigen machten mehrfach trotz vorausgeschickter Warnung diesen Fehler.

5. Unverstellbare Schießbrille mit runden gebogenen, also periskopischen Gläsern von genügender Größe:

Die Resultate waren ohne Gewehranschlag und mit Gewehranschlag gleich gute. Die Sehleistung blieb dieselbe beim freien Blick und beim Blick über Kimme und Korn im Stehen, Knieen und Liegen, oder sie verringerte sich nur ganz unerheblich.

Übereinstimmend wurde ohne weiteres das gute Gesichtsfeld hervorgehoben; nur die alleräußersten Randpartien erscheinen angeblich zuweilen undeutlicher.

Bei Augenbewegungen blieb trotz unveränderter Kopfhaltung die Sehleistung durchweg bis zu einem Winkel von ungefähr 30° dieselbe wie bei geradeaus gerichtetem Blick.

6. Schießbrille mit punktuell abbildenden Gläsern:

Das objektive Resultat war dasselbe wie bei den einfachen periskopischen Brillen. Das subjektive Urteil des hiermit untersuchten Einjährig-Freiwilligen ging dahin, daß die Brille mit Punktalgläsern vielleicht etwas angenehmer beim Tragen sei, als die einfachere periskopische Brille.

Nach Abschluß der Versuche erhielt jeder der Einjährig-Freiwilligen eine periskopische Brille mit dem Auftrage ausgehändigt, sie dauernd sowohl beim Schießen als auch beim Geländedienst und möglichst auch außerhalb des Dienstes zu tragen.

Die bisher zu erlangen gewesenen Angaben lauten dahin, daß die Träger dieser Brillen beim Scharfschießen im Gelände vorzüglich gesehen haben, und daß diese Brillen weit besser seien als die bisher von ihnen getragenen eigenen bikonkaven Brillen und die bisher benutzten Schießbrillen.

Auf Grund alles dessen komme ich zu dem kurz zusammenfassenden Endurteil, daß die einfachen periskopischen Gläser auch ohne die strengere Bedingung der punktuellen Vollkorrektur den praktischen Zwecken für den Heeresdienst völlig genügen, vorausgesetzt, daß sie die erwähnten höheren Grade der sichelförmigen Durchbiegung besitzen. Die Einführung solcher Gläser ist also dringend zu empfehlen.

Beiläufig erwähne ich, daß bisher die Firma Zeiss die einzige ist, welche punktuell abbildende Gläser liefert; voraussichtlich aber bringt demnächst z. B. die Firma Nitsche & Günther ein gleichwertiges Material zu billigeren Preisen auf den Markt. Es ist daher sehr möglich, daß in einer ferneren Zukunft auch für den Heeresdienst solche punktuell abbildenden Gläser in Frage kommen könnten, um so mehr, als hier ein grundsätzlicher Fortschritt der Brillenkonstruktion vorliegt, an dem die Allgemeinheit der Brillenträger auf die Dauer sicher nicht vorübergehen wird.

Damit würden die wesentlichsten Fragen 1 und 4 der Denkschrift ihre Beantwortung gefunden haben und auch die Frage 3 zugunsten großer runder Gläser entschieden sein. Ich gehe daher zunächst zu der Frage 2 über, die das Brillengestell betrifft.

Die Fassung muß möglichst leicht sein, darf sich nicht leicht verbiegen, soll nicht rosten und brechen, und schließlich muß sie möglichst billig sein.

Stahlbrillen sind die härtesten, sie verbiegen sich am wenigsten. Dagegen rostet der Stahl leicht und zerbricht dann an den Roststellen.

Vernickelter Stahl verliert sehr bald den Nickelüberzug, rostet und bricht dann ebenso schnell wie Stahl.

Hornfassungen sind die leichtesten Fassungen, haben aber den großen Nachteil, daß sie bei hohen Temperaturen und starkem Schwitzen der Träger leicht zerbrechen. Eine Reparatur oder eine Auswechselung des zerbrochenen Teiles ist meist unmöglich, so daß die ganze Fassung erneuert werden muß. Die Fassung ist teuer.

Das beste Material ist sogenanntes Hartnickel, Legierungen des Nickels mit anderen Metallen. Durch Hämmern wird dieses Material gehärtet und ist dann fast so fest wie Stahl. Bemerkt muß allerdings werden, daß sich beim ständigen Tragen zuweilen ein dem Grünspan ähnliches Oxyd, sogenannte Nickelblüte, ansetzen kann. Hartnickel hat außerdem den Vorzug der Billigkeit.

In der weiteren Beantwortung der Frage 2 gehe ich, um Wiederholungen zu vermeiden, gleichzeitig auf die Frage 5 ein: welche Gesichtspunkte bei der Verordnung von Schießbrillen besonders zu beachten sind.

Nachdem ich im Vorhergehenden eine runde Form der Gläser zur Einführung empfohlen habe, ist es weiterhin erforderlich, auch die Größe der Gläser und ihrer Fassung zu bestimmen.

Um ein möglichst großes Gesichtsfeld zu gewährleisten, muß die Brille mit dem oberen und dem unteren Augenhöhlenrande abschneiden. Das würde einen Durchmesser von ungefähr 4 cm bedingen. Indes ist es nicht möglich, eine einheitliche Größe der Gläser und ihrer Fassung festzusetzen, weil man naturgemäß die ganze Fassung der Brille der Augenhöhlenform des Trägers anpassen muß.

Eine einheitliche Normalkalibrierung der Gläser und Fassungen existiert im Gegensatze zu Amerika in Deutschland bisher nicht. In Deutschland schleift der Optiker das Glas nach der gewählten Fassung ein.

Es wäre daher zweckmäßig, falls ein einheitliches Modell für die Armee zur Einführung gelangt, vorher mit einzelnen optischen Geschäften oder optischen Fabriken in Verbindung zu treten, um eine Normalkalibrierung festzusetzen. Dadurch würde die Verordnung der Brillen wesentlich erleichtert und auch eine Herabsetzung des Preises der Brillen angebahnt werden. Die Firma Adam, welche uns die Brillen zu unseren Versuchen lieferte, hat sich jetzt z. B. schon erboten, bei größeren Lieferungen den Preis erheblich herabzusetzen.

Für die Zwecke der Armee würde es meines Erachtens genügen, drei verschiedene Größen einzuführen. Die Wahl der Größe fiele dann dem Arzte und nicht mehr wie meist jetzt dem Optiker zu.

Um Vorschläge für die Größe der Muster machen zu können, wäre es notwendig, an einer Reihe von Mannschaften genaue Messungen ausführen zu lassen. Aus den gewonnenen Maßen könnte der Durchschnitt für die Einheitsgrößen errechnet werden in ähnlicher Weise, wie dies ja schon für die Beinschienen geschehen ist.

Wichtig für die Verordnung einer Brille ist der Abstand des augennahen Glasscheitels vom Hornhautscheitel. Derselbe soll im Durchschnitt 12—13 mm betragen. Bei den Punktalgläsern ist ein Abstand von 12 mm in die Berechnung aufgenommen. Dieser Abstand kann durch entsprechende Biegung des Nasensteges sehr genau erzielt und aufrecht erhalten werden. Der Steg müßte aber nach außen oder innen gekröpft sein.

[Für die Messung der Steghöhe gibt Oppenheimer[1]) folgende Anweisung: „Man legt ein Lineal in horizontaler Richtung an den gedachten Aufliegepunkt des Steges auf der Nase so an, daß die Fläche des Lineals senkrecht steht. Danach messen wir den Abstand der mittleren Wimpern von der Fläche des Lineals; um ebensoviel ist der Steg nach außen zu kröpfen. Stoßen die Wimpern eben an, so ist der Steg neutral, d. h. in der Ebene der Gläser zu wählen; biegen sie sich um, dann stellen wir fest, um wieviel der Steg nach vorne zu rücken ist, um dies zu verhüten; um ebensoviele Millimeter wäre demnach der Steg nach innen zu kröpfen. Neuerdings hat die Firma Zeiss nach Angabe von Prof. Wessely ein Keratometer konstruiert, mit dem sich diese Messung leicht ausführen läßt. In den Klinischen Monatsblättern für Augenheilkunde wird neuerdings noch ein einfacherer Apparat von Spanyol empfohlen].

Als zweckmäßigste Stegform empfiehlt Oppenheimer[2]) einen Steg von der Form eines W, bei dem mit Leichtigkeit durch einfache Biegung der Stegschenkel oder durch sinngemäßes Ansetzen derselben jede gewünschte Winkelstellung erreicht werden kann.

Als Form für die Feder der Brille empfiehlt sich am meisten die Reitfeder, und zwar die sogenannte damaszierte, d. h. glatt-

---
1) Theorie und Praxis der Augengläser. Berlin 1904.
2) A. a. O., Seite 44, Fig. 20.

gemachte Reitfeder. Die Größe der Feder müßte entsprechend den gewählten Größen der Einheitsmuster besonders bestimmt werden.

Schließlich wäre bei der Verordnung von Schießbrillen noch der Pupillarabstand zu berücksichtigen. Zur Messung des Pupillarabstandes gibt es eine Anzahl sehr sinnreicher Apparate, doch dürfte es wohl für die Praxis genügen, daß man den Abstand der temporalen Hornhaut-Lederhautgrenze des einen Auges von der nasalen Hornhaut-Lederhautgrenze des anderen Auges im horizontalen Meridian (bei Parallelstellung der Augen) mit Hilfe eines Lineales mißt.

Die Art des Steges und der Pupillarabstand müßten bei der Bestellung einer Schießbrille angegeben werden.

Neuerdings ist von verschiedenen Seiten angeregt worden, die Brillengläser gelb bzw. gelbgrün zu färben, weil diese Färbung geeignet ist, die dem Auge schädlichen ultravioletten Lichtstrahlen abzuhalten. Praktisch soll durch diese „Euphosgläser und Hallauergläser", die in verschiedenen Helligkeitsgraden hergestellt werden, die Blendung des Schützen vermieden werden. Weiter sollen diese Gläser ein besseres Sehen bei der Dämmerung und der Nacht gewährleisten. Der Preis dieser Gläser ist ziemlich hoch, jedenfalls beträchtlich höher, als der Preis gewöhnlicher Menisken.

Der Zweck, die Blendung des Schützen zu vermeiden, wird durch diese Gläser erreicht, doch glaube ich, daß dieser Vorteil nicht groß genug ist, um die Einführung solcher Gläser in die Armee befürworten zu können. Der Herr Referent ist auch auf diesen Punkt bereits näher eingegangen,

Zu 6. Die letzte Frage, ob es notwendig erscheint, das dauernde Tragen der Schießbrillen zu empfehlen, muß ich unbedingt bejahen. Es ist eine den Augenärzten längst bekannte Tatsache, daß sich die Sehschärfe beim dauernden Tragen des Glases meist verbessert. Außerdem wird die ständige Aufmerksamkeit des Mannes für alles, was sich in seiner Umgebung abspielt, in ganz anderer Weise geweckt und gefördert werden, wenn er seine Umgebung mit der für ihn bestmöglichen Sehschärfe betrachtet, als wenn er sich, wie vielfach bisher, mit seiner erheblich geringeren Sehleistung begnügt.

Wird das Glas lediglich zum Schießdienste getragen, dann muß sich der Mann jedesmal von neuem an das Glas gewöhnen; denn es ändern sich für ihn beim Aufsetzen der Brille die Bildgröße und die Schärfe der Konturen der einzelnen Gegenstände. Hierzu gehört eine gewisse Zeit, die je nach dem Bildungsgrad und der Intelligenz des Mannes verschieden groß sein wird. In der Praxis des Schießdienstes ist es jetzt wohl häufig so, daß der Mann die Empfindung hat, mit der Brille, die er nur für den Augenblick trägt, noch schlechter zu sehen als ohne Brille.

Ist er jedoch an das ständige Tragen der Brille gewöhnt, so wird er sicher sehr bald die Vorteile, die sich ihm dadurch bieten, zu schätzen wissen und sie beim Schießen zweckmäßig verwerten.

Nach § 17, Ziff. 5, Abs. 2 der F. S. O. kann beim Ausscheiden eines Mannes die ihm verabfolgte Schießbrille in seinem Besitze belassen werden. Ein Instrument, das er nicht zu benutzen gelernt hat, wird er bald verwerfen. Die Brille, an die er sich gewöhnt hat, wird er bald mit Nutzen im Erwerbsleben verwerten. Das aber liegt auch im allgemeinen volkshygienischen Interesse.

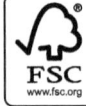

MIX
Papier aus verantwortungsvollen Quellen
Paper from responsible sources
FSC® C105338

If you have any concerns about our products,
you can contact us on
ProductSafety@springernature.com

In case Publisher is established outside the EU,
the EU authorized representative is:
**Springer Nature Customer Service Center GmbH
Europaplatz 3, 69115 Heidelberg, Germany**

Printed by Libri Plureos GmbH
in Hamburg, Germany